LE MERCURE

DANS

L'EAU MINÉRALE DE SAINT-NECTAIRE

Mémoire pour M. le docteur F. GARRIGOU

PARIS

IMPRIMERIE ET LITHOGRAPHIE FÉLIX MALTESTE ET Cie

22, RUE DES DEUX-PORTES-SAINT-SAUVEUR

—

1880

LE MERCURE

DANS

L'EAU MINÉRALE DE SAINT-NECTAIRE

Mémoire pour M. le Dr F. GARRIGOU

Médecin consultant aux eaux minérales de Luchon, Chimiste expert près les tribunaux à Toulouse.

A MESSIEURS LES MEMBRES DE L'ACADÉMIE DE MÉDECINE

M. le docteur Garrigou annonçait à l'Académie de médecine, en 1877, qu'il venait de constater dans l'eau minérale de la source du Rocher de Saint-Nectaire, d'une manière évidente et nette, la présence du mercure. La calcination lente et à basse température du résidu de 500 litres d'eau avait fourni un globule d'un métal coulant, blanchâtre et donnant toutes les réactions caractéristiques.

Un échantillon de ce métal fut envoyé à l'Académie de médecine et un second à l'Institut. Examiné tout d'abord par M. Lefort et par M. Wurtz, cet échantillon fut reconnu pour être du mercure.

Un premier rapport de la Commission des Eaux minérales, lu à l'Académie de médecine, déclara cependant que le mercure n'existait pas dans l'eau de St-Nectaire, et que M. Garrigou s'était trompé. Le rapporteur de la Commission ajouta même, auprès de plusieurs personnes, que la présence du mercure dans une eau minérale, était une chose scientifiquement impossible, et que si M. Garrigou avait trouvé du mercure dans l'eau de Saint-Nectaire, c'était parce que ce métal y aurait été frauduleusement introduit.

M. Garrigou reprit son expérience, et une seconde analyse, faite sur une même quantité, 500 litres d'eau, officiellement embouteillée devant le maire de Saint-Nectaire, lui donna les mêmes résultats. Il en informa tout aussitôt l'Académie.

L'année dernière, M. Wurtz, ayant fait faire des recherches sur l'eau de Saint-Nectaire, annonça à l'Institut qu'il était incontestable que le mercure existait dans l'eau de la source du Rocher de Saint-Nectaire. (Voir le compte rendu de l'Académie des sciences, du 19 mai 1879.)

La question semblait donc jugée, lorsque la Commission des Eaux minérales a présenté à l'Académie, dans sa séance du 4 mai dernier, un rapport concluant, *pour la deuxième et dernière fois*, à l'absence du mercure dans l'eau de la source du Rocher.

A la suite de ce rapport est venue une déclaration de M. le Secrétaire perpétuel.

Dans cette déclaration, comme dans le rapport, existent des erreurs et des inexactitudes d'une telle gravité, qu'il a paru nécessaire d'établir un exposé des faits qui constituent l'historique de cette recherche, et d'appeler sur ces faits la bienveillante et impartiale attention de Messieurs les membres de l'Académie.

Après cette lecture, nul doute que l'éminente compagnie ne puisse se prononcer, avec pleine connaissance, sur cette question, dans laquelle, elle voudra bien le reconnaître, la science est particulièrement intéressée.

EXPOSÉ

« Le 26 novembre 1876, dit le rapport (page 416), M. Garrigou, qui visitait les stations d'eaux minérales de l'Auvergne, chargea M. Versepuy-Mandon, propriétaire de l'établissement du Mont-Cornadore, à Saint-Nectaire, de lui adresser à Toulouse deux litres du dépôt boueux qui se forme dans le bassin de la source du Rocher, puis de lui évaporer 500 litres d'eau de cette même source.

« Cette opération a été faite, on le comprend déjà, en l'absence de M. Garrigou, « dans la cuisine » même de l'établissement thermal, et pendant une partie de l'hiver de 1876 à 1877. »

Pour être exact, il aurait fallu écrire ces deux paragraphes ainsi qu'il suit :

Dans le courant du mois d'août 1875, M. Versepuy-Mandon adressa à Luchon, à M. Garrigou, pour qu'il en fît l'analyse, un litre d'un dépôt ocreux venant de la source du Rocher. C'est dans ce dépôt que M. Garrigou constata 6.99 p. 0/0 d'arsenic (*Association française pour l'avancement des sciences*, 1876, p. 326).

Le 26 novembre 1876, M. Garrigou, appelé simultanément par la compagnie de La Bourboule pour procéder à l'analyse de la source Perrière, et par M. Versepuy-Mandon pour l'analyse de la source du Rocher, *recueillit lui-même*, dans le bassin de cette source, 2 litres de dépôt ocreux. M. Garrigou qui avait apporté avec lui 3 grandes capsules en porcelaine, d'une contenance de 15 litres environ, mit en train, sur le fourneau économique de la cuisine de l'hôtel, une évaporation de 500 litres d'eau. Après avoir montré à M. Versepuy-Mandon comment il fallait recueillir l'eau minérale, la mesurer et la verser, M. Garrigou ayant reçu de M. Versepuy l'assurance que ses indications seraient remplies textuellement, partit pour La Bourboule. Quand il revint, les 500 litres d'eau étaient évaporés. M. Garrigou prit les résidus, dont il constata la *parfaite propreté et la blancheur* (1), et les emporta immédiatement à Toulouse pour en commencer l'analyse.

« M. Garrigou dit plus loin le rapporteur (page 418), signale encore dans son manuscrit « présenté à l'Académie, le 5 juin 1877, deux autres procédés de recherche ; mais il consi- « dère ceux que nous venons de transcrire textuellement, comme les meilleurs. »

---

(1) Cette constatation était importante à faire, car l'eau de la source du Rocher est très légèrement sulfurée, et l'addition d'un sel métallique dans l'eau aurait été immédiatement visible par la noirceur du résidu.

· M. le Rapporteur, en parlant de deux autres procédés, fait allusion au procédé des flammes de Bunsen, que M. Garrigou donne comme étant le seul exact et sensible pour déceler le mercure à l'état de traces, là où les réactions considérées comme les plus classiques sont muettes. Une lettre, citée plus loin, de l'illustre professeur de chimie minérale, Frezenius, de Wiesbaden, atteste la valeur de ce procédé, surtout pour la constatation du mercure. (*V.* Lettre A.) L'excellence de ce moyen de recherche est signalée depuis plus de dix ans par M. Garrigou, et il n'a jamais pensé à considérer comme meilleurs les moyens cités par le rapport de la commission. Il est même certain que si le procédé des flammes de Bünsen avait été mis en pratique dans le laboratoire de M. Wurtz, lorsqu'on y a reconnu une première fois, et avec les moyens ordinaires, l'existence du mercure dans l'eau de la source du Rocher, l'évidence aurait été plus grande encore, et l'on n'aurait pas désavoué le lendemain l'affirmation produite par M. Wurtz devant l'Académie des sciences. Ce que le rapport de la commission déclare n'être que de l'arsenic et de l'étain aurait été reconnu plus formellement, avec l'aide du procédé de Bunsen, être du mercure, accompagné, sans doute, d'arsenic et d'étain, ainsi d'ailleurs que M. Garrigou l'a constaté dans l'analyse qu'il a publiée de la source du Rocher.

Quant à l'usage de la pile de Smithson pour la recherche du mercure, la pratique le condamne d'une manière complète. Si l'on se sert de la pile seule et de l'iode, sans les réactions des flammes, on ne peut qu'être conduit au doute relativement au mercure, à l'arsenic et à l'étain, comme dans le cas actuel. Une note dans ce sens a été adressée, le 22 février 1880, à l'Académie des sciences, par M. Garrigou. Cette note, dont l'importance au point de vue de la médecine légale n'échappera à personne, est reproduite ci-après (B et C.).

Lors de sa première expérience, en 1877, M. Garrigou avait eu l'idée de plonger dans l'eau de la source du Rocher et d'y laisser séjourner des lames de cuivre, de fer et de zinc, afin d'y faire déposer soit le mercure, soit d'autres métaux. M. Garrigou signala sur ces lames, après plusieurs mois, les réactions caractéristiques du mercure. Le rapporteur de la Commission essaya la même opération, le 15 octobre 1879 (1). Les lames, lorsqu'elles furent retirées après un temps prolongé, ne décélèrent aucune trace du métal cherché : c'est que M. Garrigou avait contrôlé son opération par les flammes de Bunsen, et que le rapporteur de la Commission négligea ce procédé.

Une trace d'un métal volatil comme le mercure, insensible aux réactifs par

---

(1) « Ces premiers essais négatifs, écrit M. Lefort, dans le rapport du 4 mai 1880, faits par nous à Saint-Nectaire, avec de l'eau minérale telle qu'elle jaillit du sol, nous ont suggéré l'idée de les contrôler en abandonnant une pile de Smithson, très large, puis, des lames de cuivre et de zinc, pendant un temps beaucoup plus prolongé, à l'action de l'eau minérale qui, dans le bassin, est en agitation incessante » (page 421). ·

les procédés ordinaires, se retrouve admirablement par le procédé des flammes.

Le troisième chapitre du rapport de la Commission décrit les expériences faites dans le laboratoire de l'Académie de médecine sur de l'eau transportée de Saint-Nectaire. C'est toujours la pile de Smithson qui joue le rôle principal, et qui est le seul moyen de recherche employé dans les expériences.

Quant à une recherche directe sur le résidu d'une masse d'eau minérale, il n'en a été fait aucune.

Cette manière de procéder n'est assurément pas rationnelle, puisqu'elle n'a pas conduit l'opérateur aux résultats déclarés par M. Garrigou ; c'est-à-dire que, après deux opérations successives, faites chacune sur 500 *litres* d'eau, M. Garrigou a recueilli chaque fois *un globule de mercure* coulant, que M. Wurtz et le rapporteur de la Commission ont tout d'abord déclaré être du mercure, lorsqu'ils en ont eu sous les yeux une parcelle suffisante (1). La différence entre les résultats obtenus par la Commission et ceux accusés par M. Garrigou, provient tout naturellement de ce que la Commission n'a jamais opéré que sur dix litres, et il est facile de comprendre combien doivent être plus faciles et plus concluantes les recherches effectuées sur les résidus de l'évaporation de 500 litres. N'est-il pas logique de dire que l'on ne saurait être admis à critiquer une opération et à en nier les résultats, lorsqu'on ne s'est pas mis dans les conditions précises qui ont amené les résultats déclarés. Une constatation négative, faite sur dix litres, peut-elle régulièrement être opposée à celle résultant de l'élaboration d'une quantité cinquante fois plus grande?

La Commission a opéré sur le dépôt ocreux de la source. L'opérateur procédant cette fois et à peu près comme M. Garrigou avait fait, voulait retrouver « *les gros globules de mercure* » que l'inventeur, disait-il, avait obtenus par la calcination du dépôt. Cette expression « gros globules » appartient uniquement au rapporteur. On ne la trouve dans aucune des communications de M. Garrigou sur Saint-Nectaire. Il n'est jamais question que de *gouttelettes* visibles, soit quelquefois à l'œil nu, pour un œil exercé, soit à la loupe, soit au microscope. Ce mot est constamment écrit dans les diverses notes adressées à l'Académie ; pourquoi le rapporteur l'a-t-il ainsi amplifié?

En examinant le produit de la volatilisation du dépôt ocreux dans une cornue de verre, au moyen du microscope, on voit d'une manière nette des globules d'un métal

---

(1) Il n'est pas besoin de dire que le mercure envoyé à l'Académie de médecine et à l'Institut, provenait positivement de la calcination du résidu d'évaporation de 500 litres d'eau de la source du rocher de Saint-Nectaire. Insister à cet égard ce serait paraître se préoccuper d'insinuations honteuses formulées dans la correspondance. (*V*. Lettres N.).

blanc grisâtre, coulant et brillant, accompagnés d'une sorte de métal de même couleur et brillant, mais moins coulant et en formes de dendrites (1).

Ce sont là des globules de mercure amalgamés avec une petite quantité d'arsenic, et les dendrites sont constituées par un amalgame de même genre, dans lequel l'arsenic domine de beaucoup. La Commission aura pensé, en voyant cela, que ce métal brillant pourrait bien être un amalgame de mercure et d'arsenic ; mais s'abstenant sans doute de regarder au microscope et d'employer le procédé des flammes de Bunsen, la Commission n'aura vu ni les globules métalliques ni le mercure isolé.

Des fragments de cornue, ayant servi à la volatilisation du dépôt ocreux depuis près de 3 ans, ont été soigneusement conservés dans le laboratoire de M. Garrigou. On y voit encore très nettement, au microscope, les globules et les dendrites. Ces globules sont aussi beaux, aussi nets, aussi brillants, aussi coulants que le premier jour où ils ont été obtenus. Le mercure isolé, ou un amalgame de mercure, comme c'est sans doute ici le cas, peuvent seuls fournir un résultat semblable (2).

Ces faits prouveront donc de la manière la plus concluante la sûreté de l'opération faite par M. Garrigou sur le dépôt naturel et ocreux de la source du Rocher.

Puisque ce métal a été aussi obtenu à l'état métallique, dans le résidu de l'évaporation de 500 litres d'eau, puisqu'il a été reconnu à l'état de gouttelettes métalliques et microscopiques dans le dépôt de Saint-Nectaire, on est conduit à tirer de ces résultats les conclusions suivantes :

1° Le mercure existe à l'état naturel dans l'eau de la source du Rocher et dans le dépôt ocreux de cette source.

On ne saurait admettre que ce métal ait été introduit frauduleusement dans l'eau de la source et dans le dépôt, puisque deux opérations successives ont donné des résultats identiques, et que, pour la seconde, M. Garrigou, a pris les précautions constatées par la correspondance rapportée ci-après (*V.* Lettres, D. E. F.).

Il faut donc conclure que le mercure contribue à la minéralisation naturelle de la source du Rocher de Saint-Nectaire (3).

(1) Voir la planche jointe au présent mémoire, elle est la reproduction de quatre épreuves photographiques, obtenues sur une préparation métallique datant de trois ans et grossie à plus de 900 diamètres.

(2) Dans un cas comme celui-ci, où l'arsenic domine, les réactifs ordinaires sont absolument incapables de déceler la présence du mercure, et le seul moyen de le reconnaître, est le procédé des flammes de Bunsen, ou la distillation.

(3) M. Garrigou a examiné, par le procédé des flammes, de petits échantillons de sulfure d'arsenic recueillis par lui-même dans les fissures du granit immédiatement supérieur au bassin de la source du Rocher. Il a été facile d'y constater des traces de mercure, traces, il est vrai, excessivement faibles.

2° Il en résulterait que les procédés *ordinaires*, employés à la recherche du mercure, ne sont pas assez délicats pour déceler le métal, lorsque celui-ci se trouve à l'état de traces en compagnie d'un autre métal plus abondant que lui ;

3° Si le procédé des flammes de Bunsen est le seul moyen absolument sûr de déceler le mercure à l'état de traces, une opération contradictoire ne peut être valablement opposée que si ce procédé est employé.

Le cinquième chapitre du rapport renferme des inexactitudes de faits, des transformations de mots, des citations tronquées, qui défigurent tout particulièrement les communications adressées par M. Garrigou, et qui placent la Commission dans une situation délicate pour elle, autant que fâcheuse pour le confrère qui a invoqué le jugement de l'Académie.

« La conclusion de notre précédent rapport, « dont les termes ont été approuvés par l'Académie » dit la Commission, était d'engager M. Garrigou à tenir compte des observations que nous lui adressions, afin qu'il soumît ses analyses à un nouveau contrôle.»

« Il ne suivit pas cet avis, du moins en ce qui concernait l'eau minérale, dont il lui était pourtant si facile de se procurer un nouvel échantillon aussi authentique que les précédents. »

M. Garrigou répond que l'analyse complète de l'eau a été refaite deux fois dans son laboratoire, sur 500 litres d'eau, et dans des conditions de moralité irréprochables. (*V.* Lettres B. C. D. E. F. G.).

Il n'est pas facile d'entreprendre une troisième expérience de cette nature en présence des dépenses considérables qu'elle entraîne, et sans indemnisation possible. Mais la Commission elle-même n'a-t-elle pas déclaré que ses deux propres expériences, avec des moyens insuffisants, et sur dix litres seulement d'eau minérale, lui suffisaient pour déclarer la vérité ? Ne serait-il pas plus juste, plus logique que ce fût la commission qui, après deux épreuves de sa part et deux opérations de M. Garrigou, fît cette dernière expérimentation, concluante et nécessaire, en l'entourant de toutes les garanties qui doivent produire la lumière ?

Ce que ne peut faire un opérateur isolé, réduit à ses strictes ressources, n'est-ce pas un devoir pour une assemblée savante, aidée par l'État, et qui ne saurait formuler, sans un examen longuement répété, des dénégations aussi absolues ?

On ne nie pas que la Commission n'ait eu cette intention, et le rapporteur dit, en effet :

« La commission attachait une importance trop grande à l'expérience décrite par M. Garrigou, pour ne pas accepter avec empressement (1) une offre *exprimée dans des termes aussi*

_____

(1) « Avec empressement », la lettre de M. Garrigou est du 28 avril 1878 ; l'acceptation est notifiée en mars 1880, *vingt-trois mois après*.

pressants. Elle fit donc prier M. Garrigou de se rendre dans le laboratoire de l'Académie de médecine pour extraire, devant les commissaires, du mercure du dépôt recueilli par nous-même à la source ; mais, à son grand étonnement, elle apprit, par une lettre adressée à M. le secrétaire perpétuel, que M. Garrigou *se refusait* à faire cette opération pourtant si décisive à son point de vue, tandis que les expériences précédentes permettaient de croire qu'elle fournirait un résultat négatif. »

On répondra ici à la fois, et à cette assertion du rapporteur, et à la communication verbale faite à l'Académie, par M. le Secrétaire perpétuel, au début de la séance du 1ᵉʳ juin 1880. La presse médicale a reproduit cette assertion soit textuellement, soit en l'abrégeant, d'après les notes qui sont habituellement remises par le secrétariat de l'Académie, et les journaux disent que M. Garrigou aurait *constamment refusé* sa présence à l'analyse à laquelle la commission l'aurait invité à *diverses reprises.*

La rectification ne saurait s'adresser à M. le Secrétaire perpétuel, dont les paroles auront été certainement mal comprises et exagérées dans les notes préparées pour la presse médicale ; mais il est du droit de la présente défense d'affirmer que M. Garrigou n'a pas été *invité à diverses reprises,*, et que M. Garrigou *n'a jamais refusé.*

M. Garrigou a proposé à l'Académie de médecine, le 28 avril 1878, de démontrer expérimentalement, dans l'eau de Saint-Nectaire, source du Rocher, la présence du mercure.

M. le Secrétaire perpétuel a annoncé à M. Garrigou, le 27 mars 1880, que la commission des eaux minérales acceptait sa proposition.

M. Garrigou a répondu de Toulouse, à cette dernière lettre, le 28 mars 1880 (courrier par courrier) :

« J'ai l'honneur de vous répondre que je suis toujours prêt à tenir ma parole.
« Mais.....

Ce qui va suivre, dans la lettre de M. Garrigou, qu'il est nécessaire de reproduire ici, parce qu'elle a été inopportunément écourtée dans le rapport de la Commission, n'est ni un refus ni une réserve ; il importe que le lecteur veuille bien le reconnaître. Il est très légitime, il est absolument du droit d'un opérateur, d'un confrère de la profession médicale, dont les communications sont contestées, dont les travaux sont mis en doute, de demander que l'opération contradictoire soit faite par des juges neutres, désintéressés, et, comme il a été dit plus haut, il est de son droit, comme dans tout arbitrage, de ne pas accepter comme juge un contradicteur notoirement hostile, et de demander que la marche suivie par lui soit scrupuleusement observée. Insister à ce propos pour être placé dans des conditions qui le mettent à l'abri de négations préconçues, n'est-ce pas de parfaite équité?

« *Mais* vous me permettrez de vous dire, M. le secrétaire perpétuel, a ajouté M. Garri-
« gou (1) que, depuis les deux ans qui séparent ma lettre de la vôtre, cette question hydrolo-
« gique a pris, à tous les points de vue, une tournure de gravité qu'elle n'avait pas alors.

« M. Lefort, membre de la commission des eaux minérales de l'Académie de médecine, l'un
» des auteurs de cette controverse, a condamné d'avance, avant qu'elle fût faite et publiée,
» mon analyse de la source du Rocher.

« Depuis la publication de mon analyse, qui devait ainsi être mauvaise et fautive, à *priori*,
« M. Lefort a publié en dehors du bulletin de l'Académie (2), une condamnation officielle
« qu'il a faite de ma découverte du mercure. Il a de plus, dans d'autres écrits, déclaré mes
« analyses d'eaux minérales inexactes ou imparfaites (3). Les rapports académiques ont été
« reproduits dans divers journaux........... » Tout ceci est trop sérieux pour que je puisse accepter (4) une simple expertise comme celle que veut admettre aujourd'hui la commission des eaux minérales (5).

« Je réclame une épreuve absolument complète, démontrant de la façon la plus sévère que les métaux (y compris le mercure) que j'ai signalés dans les eaux minérales françaises, y existent en réalité.....

« On a puisé en 1877, 500 litres d'eau de la source du Rocher, qu'on a officiellement dé-
posés à la mairie de Saint-Nectaire, où ils doivent se trouver encore. Cette eau est identique à celle que j'ai analysée, et d'où provient le métal que M. Wurtz a déclaré, en 1878, lorsque M. Gubler le lui remit, être du mercure. Cette eau doit servir (6) ainsi que des dépôts recueillis par un chimiste au choix de M. Lefort et de moi-même, à vérifier les faits avancés par moi.

« Je prends l'engagement de garder à ma charge tous les frais de cette expertise, faite en présence de témoins et d'un jury, dans le cas où je me serais trompé. Je demande à mes contradicteurs, ou à l'Académie de médecine, l'engagement de tout payer, si je démontre que les

----

(1) Tout le commencement de la lettre de M. Garrigou, avec guillemets à chaque ligne, ne se trouve pas dans la citation de cette lettre donnée par le rapport de la Commission.

(2) Journal de *Pharmacie* et de *Chimie*, p. 57, 1878.

(3) Comptes rendus, 1880.

(4) Ce qui suit est la seule partie de la lettre de M. Garrigou reproduite par le rapport de la Commission.

(5) L'acceptation de la Commission invitait tout simplement M. Garrigou à se rendre au laboratoire de l'Académie, pour extraire, *devant les commissaires*, du mercure du dépôt de la source.

(6) Une copie de cette lettre envoyée à un journal, dit ici, au conditionnel, *servirait*. Cette variante prouve nettement que M. Garrigou n'entendait pas faire une condition absolue de l'emploi de ces 500 litres, mis en réserve à la mairie, et que le propriétaire de la source a inconsidérément versé sur la voie publique pour rentrer en possession de ses récipients.

faits avancés par moi sont exacts. Persuadé que j'ai affaire à des contradicteurs qui n'ont qu'un désir, celui de faire progresser l'hydrologie française, j'attends leur décision.

« *Dans tous les cas, il m'est impossible de me rendre en ce moment à Paris. Ma mère est auprès de moi, malade, et ne pouvant se passer pour quelques jours de mes soins. A son âge, dans l'état où l'a mise un mal momentané, je ne puis la quitter.*

« J'aurai l'honneur, quand j'aurai votre réponse, de vous avertir de mon départ pour Paris.

« Veuillez agréer, etc...

« D. F. GARRIGOU. »

Douze jours après, et sans attendre la réponse de M. le Secrétaire perpétuel, Mme Garrigou étant à peu près remise de l'opération qui lui avait été faite (1), M. Garrigou adressait à Paris la lettre suivante :

« Toulouse, 11 avril 1880.

« Monsieur le Secrétaire perpétuel,

« J'ai eu l'honneur de vous écrire, le 28 mars, pour vous dire que lorsque ma mère serait remise de l'opération qu'elle a subie, et lorsque mes contradicteurs auraient répondu à la partie de ma lettre qui les concerne, je vous ferais savoir que je suis prêt à entreprendre l'expertise tant attendue.

« Ma mère est aujourd'hui à peu près guérie. Si donc l'Académie accepte les conditions équitables que j'ai tracées d'une expertise des plus sévères, utile à la science et complète, je suis à votre disposition pour me rendre à Paris.

« M. Lefort et moi serons autorisés, je l'espère, à régler la marche de l'expertise de concert avec les juges de notre choix, qui devront se prononcer entre nos deux analyses de la source du Rocher, ainsi que du dépôt de cette source dans lequel nous devrons infirmer ou confirmer la présence du mercure...

« Certain que l'Académie ne veut que justice pour tous ceux qui s'adressent loyalement à elle, et désireux de faire progresser l'hydrologie française, *je reste à ses ordres.*

« Dans l'attente d'une réponse, je vous prie, Monsieur le Secrétaire perpétuel, d'agréer, etc. (2).

« Dr F. GARRIGOU. »

C'est alors, et en réponse à cette lettre, que M. le Secrétaire perpétuel a fait savoir à M. Garrigou, dans les termes qui suivent, que la commission des eaux minérales se refusait à l'expérience proposée :

(1) Par les professeurs Resseguet et Noguès, de Toulouse.

(2) Voir la lettre itérative, cotée H. à l'appendice.

Paris, le **7** avril 1880.

Monsieur et très honoré confrère,

J'ai le regret de vous annoncer que la Commission des Eaux minérales n'accepte pas les conditions auxquelles vous subordonnez votre concours. Les recherches ont été faites sur une eau absolument authentique. Elle communiquera prochainement à l'Académie le résultat de ses analyses (1).

Veuillez agréer, etc.

J. BÉCLARD.

Est-ce là, ainsi qu'il a été dit le 1er juin, au bureau de l'Académie, par M. le Secrétaire perpétuel, « inviter M. Garrigou, *à plusieurs reprises*, à donner le concours de sa présence à l'analyse des eaux de Saint-Nectaire? »

Est-ce là « refuser *constamment* » ce concours après l'avoir offert? ainsi que le dit le compte rendu communiqué à la presse médicale (2).

Est-ce là, de la part de M. Garrigou, répondre « qu'il n'acceptera l'expertise que si elle porte sur l'échantillon de cinq cents litres déposés en 1877 à la mairie de Saint-Nectaire? » (3).

Ces diverses interprétations ne sont aucunement fondées; elles ne résultent d'aucune des lettres de M. Garrigou, et, quant à celles-ci, on veut bien ne pas relever ici le très regrettable commentaire, heureusement verbal, qui a été fait du paragraphe indiqué en italique dans l'une des pages qui précédent, la seule excuse que M. Garrigou ait un instant produite. Il suffit d'avoir à discuter les arguments écrits et imprimés; les autres sont niables, et on en accepte d'avance le désaveu. Les résumés sont inexacts et de nature à fausser l'opinion; de même que la communication présentée, avec une entière bonne foi, par M. le Secrétaire perpétuel, est basée sur des renseignements absolument erronés. (*V.* appendice, J.)

Il est uniquement acquis que M. Garrigou a demandé le premier une expérimentation contradictoire à faire en présence de témoins dégagés de toute prévention; qu'il a proposé de démontrer la présence du mercure, en procédant, dans cette expérimentation, comme il l'a fait dans son laboratoire; qu'il a offert de supporter les frais de cette expertise, si elle était contraire à ses déclarations; que c'est de la commission seule qu'est venu le refus de l'arbitrage absolument légitime demandé par M. Garrigou; que M. Garrigou a au contraire renouvelé, d'une manière

(1) Voir la réponse, lettre I, à l'appendice.

(2) Comptes rendus : *Union médicale* du 3 juin, *Gazette médicale* du 5, *Courrier médical* du 5, etc.

(3) Compte rendu *in extenso* de la communication de M. le Secrétaire perpétuel, inséré par la *Tribune médicale* du 6 juin.

4

pressante (Lettre H), sa demande d'expertise contradictoire, et qu'aujourd'hui encore, comme depuis deux ans, M. Garrigou persiste à dire, sans aucune réticence et sans aucune arrière pensée, qu'il est toujours prêt à tenir sa parole, et qu'il se tient à la disposition de l'Académie.

Il reste à commenter, en quelques mots, la conclusion du rapport de la Commission et les correspondances produites par M. Garrigou. Ces documents seront jugés sans doute d'un intérêt secondaire ; mais ils n'en sont pas moins de nature à apporter la lumière dans l'esprit du lecteur.

« On se demande, dit le rapport, à quoi aboutirait une nouvelle épreuve avec un « cinquième puisement d'eau, etc. (après les deux puisements de 500 litres de M. Gar- « rigou et les deux puisements sur petites quantités faits pour la Commission de l'Aca- « démie) ce serait, continue le rapport, prolonger indéfiniment, sans profit pour la « science, une situation incertaine pour le corps médical, et dont les effets ne peu- « vent qu'être préjudiciables *à l'avenir de l'une de nos plus intéressantes stations* « *thermales.* »

Le rédacteur a-t-il réfléchi à la portée de cette phrase ? Avouer qu'une situation est incertaine pour le corps médical, n'est-ce pas s'imposer l'obligation absolue de la résoudre, et par conséquent, de persister dans l'étude que l'on propose, au contraire, d'interrompre ?

Le profit pour la science n'est-il pas dans une solution formelle d'une question qui n'est nullement élucidée ?

Mettre l'intérêt industriel d'une station thermale, en admettant qu'il soit compromis, au-dessus d'une question de science, au-dessus de la recherche de la vérité, n'est-ce pas une proposition étrange qu'une commission d'un grand corps savant et officiel ne saurait formuler ?

Il importe, parmi ces éléments secondaires, qu'il soit établi — et l'on ne produit à cet égard que des extraits rigoureusement nécessaires — que c'est une lettre spontanément écrite (31 août 1874) par le propriétaire des Bains de Saint-Nectaire, M. Versepuy-Mandon, qui proposa à M. le Dr Garrigou d'entreprendre les analyses des anciennes sources de l'établissement. (Appendice, lettre K.)

Il est de peu d'intérêt d'ajouter que, cédant à une sollicitation quelconque, M. Versepuy confia ensuite ces analyses à M. Lefort (lettres L. M.), tout en réclamant plus tard l'examen de M. Garrigou au profit du dépôt ocreux de la nouvelle source du Rocher, et ensuite de cette source elle-même.

A l'occasion de cet examen, M. Lefort, dans une lettre qui n'appartient pas au présent mémoire, aurait écrit à M. Versepuy qu'il fallait se garder du " chimiste gascon ", attendu que les médecins de Paris n'ont pas confiance dans les eaux mal analysées, et qu'ils ne conseillent pas à leurs malades celles sur lesquelles ils ont des doutes...

Ceci aurait une portée directe, et donnerait le mot de cet intérêt extra scientifique, imprudemment formulé dans la conclusion du rapport, et dont la réclame ne manquera pas de tirer parti.

C'est alors que M. Garrigou, ayant été néanmoins chargé de l'analyse de la source du Rocher, en communiqua les résultats à l'Académie de Médecine.

Cette communication fut déférée à la Commission des Eaux minérales, et M. Lefort fut chargé du rapport.

La situation faite à M. Lefort était fort délicate. Ayant été chargé de l'analyse des autres sources de Saint-Nectaire, s'étant trouvé dans une espèce de compétition visà-vis de M. Garrigou, aussi bien dans cette station qu'à La Bourboule; ayant eu à formuler ou à recevoir des contradictions qui se sont produites dans la presse, dans les publications scientifiques, dans les séances de la Société d'Hydrologie, M. Lefort était-il assez indépendant pour devenir le juge impartial et suffisamment autorisé de son fréquent contradicteur ?

On a lieu de craindre que le ton du premier et du second rapport de M. Lefort, certaines réticences de sa part, ou, si l'on aime mieux, un certain éclectisme dans le choix des documents, la publicité particulière donnée à ces deux rapports dans toute la région où M. Garrigou a ses plus nombreuses relations et ses intérêts professionnels, et enfin certaines insinuations très graves (*V.* Lettres N.) ne soient des preuves de l'absence de cette impartialité.

Qu'on veuille bien remarquer encore un fait tout particulier. M. Lefort et M. Wilm voulant faire entre eux une épreuve contradictoire, ont fait venir spécialement et secrètement, par intermédiaire, une caisse de l'eau du Rocher. L'analyse a été faite, elle a été négative. C'était fatal, attendu que à cause même des précautions prises, et par un excès d'attention de l'expéditeur, l'eau envoyée n'était pas de l'eau du Rocher, mais de l'eau du Parc. L'erreur fut signalée plus tard par le propriétaire; mais l'expérience était faite, les résultats en étaient déclarés ; MM. Wilm et Lefort ne voulurent sans doute ni se contredire, ni recommencer(1). (*V.* Appendice, Lettre O.)

C'est pour cela que M. Garrigou, qui *n'a jamais refusé* de se prêter à la recherche de la lumière sur une question dont l'intérêt scientifique n'est pas contestable, ne peut pas considérer cette question comme résolue, et demande, avec instance, comme il n'a cessé de le faire, une épreuve réelle, des juges sans préventions, un jury, des arbitres entre lui et la Commission, dont l'organe, depuis longtemps l'un de ses adversaires, lui semble très récusable.

N'est-ce pas le moyen de dégager la vérité scientifique de ces obscurités ?

N'est-ce pas de droit strict, de saine justice, et d'usage commun?

(1) Il y a aussi du mercure dans la source du Parc, mais en quantité infinitésimale. appréciable seulement par le procédé des flammes et pour un œil exercé. On peut le reconnaître même sur vingt-cinq litres d'eau.

EXPLICATION DE LA PLANCHE

(Voir les numéros dans l'angle inférieur, à droite.)

Fig. n° 1. — Mercure pur volatilisé et recueilli sur le col d'une cornue de verre, dont on a détaché des fragments pour les photographier à un grossissement de 900 diamètres environ. — L'on voit sur un grand nombre de globules le point brillant caractéristique du globule métallique vivement éclairé. A la loupe, on voit une quantité de globules d'une finesse extrême avec point brillant.

Fig. n°' 2 et 3. — Mercure recueilli de la même manière que celui de la *fig.* n° 1 et accompagné d'arsenic amalgamé. — Ce mercure provient de la calcination d'une quantité de 100 grammes environ du *dépôt naturel* de la source du Rocher. Les globules sont vus ici comme en 1, à un grossissement de 1000 diamètres environ. A la loupe, surtout sur la *fig.* n° 3, l'on voit des quantités considérables de globules très petits avec leur point brillant parfaitement net. Les amas noirs sont constitués par un amalgame d'arsenic dans lequel ce dernier est excessivement abondant. (Le dépôt naturel a été officiellement garanti authentique.)

Fig. n° 4. — Cette figure a une très grande importance. — Pour montrer que les globules sont bien formés par un métal brillant non solide, mais *coulant*, avant d'exécuter la photographie, M. Garrigou a râclé la surface du verre avec un fil métallique très fin. Sur le passage de ce fil, l'on voit les plus gros globules écartés. Sur certains points, ils se sont juxtaposés sans se réunir; sur d'autres points, il se sont juxtaposés et unis ensemble, soit pour former des masses plus volumineuses informes, soit pour former des masses dans lesquelles le bord des globules est encore en partie conservé.

NOTA. — Les préparations 2, 3 et 4 datent de *trois ans*, et sont aussi nettes et aussi brillantes que si elles venaient d'être faites.

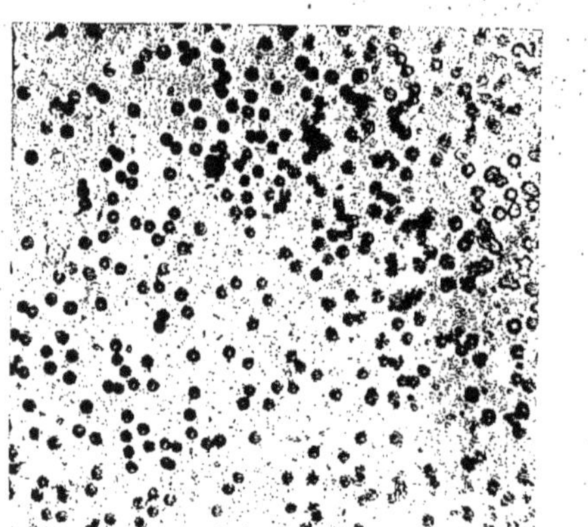
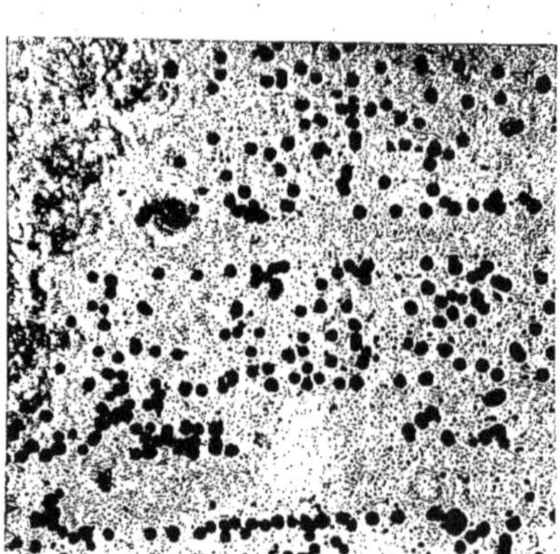
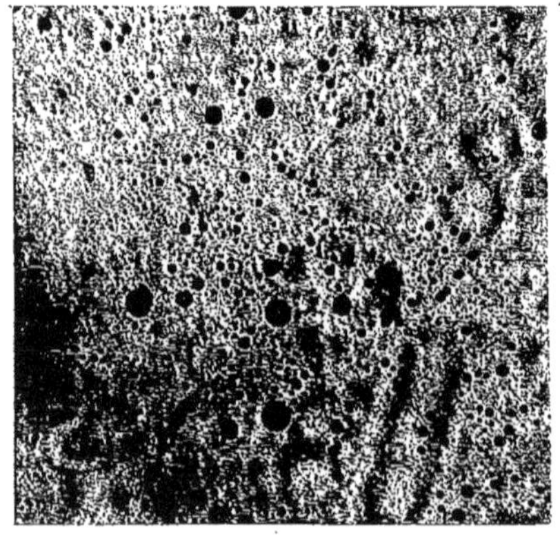
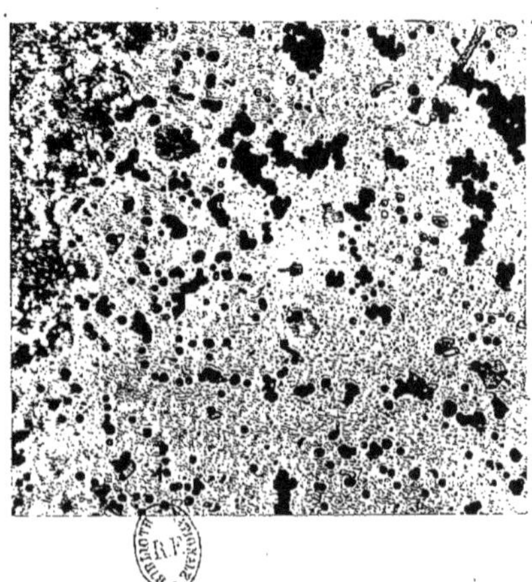

APPENDICE

A

LETTRE DU PROFESSEUR FREZENIUS

Monsieur et très honoré collègue,

Je viens répondre à vos honorées lettres, vous priant d'excuser mon retard :

1° Je n'ai pas d'objections à faire à vos méthodes de recherche de mercure, et si vous avez trouvé un globule de mercure ☉ ayant toutes les réactions caractéristiques du métal, il est incontestable que l'eau qui a servi pour l'analyse renferme du mercure.

2° Les réactions des flammes de Bunsen sont très sûres pour constater les métaux et surtout le mercure. Quand il y a plusieurs métaux dans les eaux, on fait bien de faire séparation préparatoire. Mais quand il y a de grandes quantités de mercure, il y a d'autres réactions caractéristiques.

3° Il serait trop long de discuter ici l'opinion qui veut que le mercure ne peut pas se trouver dans une eau minérale. Dire que parce qu'on ne l'y a pas trouvé jusqu'à ce jour, le mercure ne peut exister dans une eau, est une chose inadmissible.

4° Vous n'êtes pas le premier à avoir dit que le mercure se trouve dans les eaux minérales. D'après Proust, on le trouve dans le sel gemme. D'après Ruelle, il existe dans certains lacs. Dans la province de Kiang-Nau en Chine, se trouve une source qui contient du sulfure de mercure (d'après Lersch).

5° Comme vous, également, on a trouvé l'argent à côté du mercure...

6° On ne peut pas être dans le doute sur la position des raies du Rubidium, Bunsen les a déterminées très exactement (1).

---

(1) Tout le monde sait que les raies rouges d'un spectre métallique se produisent au spectroscope, dans la partie rouge du spectre, que les raies jaunes se produisent dans la partie jaune, etc., et que les raies violettes se produisent dans la partie violette. C'est là tout ce qu'il y a de plus classique. — Un certain chimiste parisien et académicien, place les raies *rouges* du rubidium, dans la partie *violette* du spectre. !!!! (*Traité de chimie hydrologique.* J. Lefort, 2e édition, 1873. — page 678 la planche, et page 683 le second paragraphe.)

7° Au sujet de la question que vous me posez sur les métaux déjà trouvés dans les eaux minérales, vous aurez des indications dans le travail de Lersch (1864), qui annonçait les suivantes :

Chrome, cobalt, nickel, urane, zinc, cuivre, plomb, argent, mercure, étain, bismuth, or, molybdène, tungstène, vanadium, tantale, zirconium, thallium.

Avec considération je me dis votre dévoué,

FRÉZÉNIUS.

Wiesbaden, le 8 avril 1880.

B

LETTRE A M. DUMAS, SECRÉTAIRE PERPÉTUEL
DE L'ACADÉMIE DES SCIENCES

Le 1er février 1880.

Monsieur le Secrétaire perpétuel,

Je viens vous demander si je pourrais espérer de voir insérer dans la publication hebdomadaire de l'Académie des sciences, la note ci-jointe.

Je puis vous affirmer, au sujet de la découverte que j'ai signalée, les faits suivants :

1° Le résidu de l'évaporation de 500 litres d'eau de la source du Rocher de Saint-Nectaire, calciné à feu doux (400° environ) pendant dix-huit heures, dans des cornues de verre, au bain de sable et repris par l'eau distillée, a fourni, à mon grand étonnement, car je ne le cherchais pas, un globule d'un métal blanc, mobile, coulant et faisant queue (de la grosseur d'un petit pois). Ce métal essayé chimiquement était bien du mercure. C'est une petite portion de ce métal que j'ai adressé dans le temps à l'Institut et à l'Académie de médecine. On a constaté que c'était du mercure. Nous ne connaissons du reste que le mercure qui soit un métal liquide à la température ordinaire.

2° L'expérience reprise sur d'autre eau de la source du Rocher, officiellement puisée et cachetée, m'a encore permis de constater d'une manière nette la présence du mercure.

3° Lorsqu'on a, dans un mélange, de très faibles quantités d'arsenic et de mercure, surtout dans les eaux minérales, on éprouve de grandes difficultés à les séparer nettement.

Je suis prêt à démontrer devant tel jury que l'Académie voudra choisir, et en présence de tous les témoins possibles, la réalité de ce que j'ai dit, non seulement pour Saint-Nectaire, mais aussi pour les autres eaux minérales.

Je ne demande pas mieux que d'être soumis à une épreuve publique et à être publiquement éconduit, si je n'ai pas dit vrai. Mais, si j'ai dit vrai, et si mes recherches sont utiles pour prouver que les eaux minérales françaises ont une composition chimique aussi riche que celles des eaux étrangères dont d'illustres savants ont publié les analyses, je demande que justice me soit rendue.

Je vous prie, M. le Secrétaire perpétuel, de vouloir bien agréer l'expression de mon respect.

D' F. GARRIGOU.

C

MOYEN CERTAIN DE CONSTATER LES TRACES DU MERCURE
DANS LES EAUX MINÉRALES

La pile de Smithson, qu'on a préconisée jusque dans ces derniers temps pour faire la recherche du mercure dans les eaux minérales, est insuffisante, et peut faire prendre non-seulement l'arsenic, mais encore l'étain pour du mercure, lorsqu'on n'a pas eu, par des opérations préalables, la précaution de se mettre à l'abri de cette cause d'erreur. En effet, en chauffant le fil d'or dans un tube de verre, pour chasser sur les parois le métal déposé par l'électrolyse et transformant le métal en iodure au moyen de vapeurs émises par un cristal d'iode, on peut obtenir un iodure rouge avec le mercure, l'arsenic et l'étain. Mais, si au lieu de chauffer le fil d'or dans un tube de verre, on le chauffe avec rapidité, au-dessus d'une capsule vernie et refroidie au moyen d'une quantité d'eau froide placée à l'intérieur, on peut obtenir les réactions les plus caractéristiques du mercure :

1° Le dépôt, s'il y a du mercure, sera gris et disséminé, à la loupe on pourra voir le métal à l'état de globules qu'on réunira les uns aux autres en les touchant avec un fil de platine. S'il y a un mélange de mercure et d'autres mélanges volatils, les globules deviendront quelquefois plus difficiles à constater. Avec l'arsenic et l'étain, on pourra, à ce moment de l'opération, ne plus les voir du tout.

2° Si l'on oxide le dépôt métallique de l'opération précédente au moyen de vapeurs de brôme et que l'on porte ensuite la capsule avec le dépôt au-dessus d'un flacon émettant des vapeurs d'acide iodhydrique (au moyen de l'iodure de phosphore par exemple), il se forme des iodures jaunes et rouges d'arsenic et de mercure (1). En même temps, il se produit, sur tout le fond de la capsule un large dépôt carminé, excessivement léger et qu'on ne peut voir quelquefois qu'en regardant la capsule horizontalement et avec attention.

3° Si l'on approche alors de la capsule une baguette de verre, imprégnée de sulfhydrate d'ammoniaque, il se passe des phénomènes absolument caractéristiques.

A. — S'il y a du mercure seul, il se produit immédiatement une large tache noire sur les

______

(1) Bunsen, qui est le grand propagateur de cette méthode, qu'il a imaginée, donne l'iodure d'étain, qui se forme dans ces circonstances, comme blanc jaunâtre.

points où le mercure était le plus rassemblé, et, çà et là, l'on aperçoit de tout petits points noirs séparés, là où le mercure n'existait qu'à l'état de trace isolée. En regardant ces points avec une forte loupe, l'on y voit souvent un globule de mercure brillant, provenant de la réduction par le sulfhydrate d'ammoniaque qu'a subie le sel mercuriel. Ces points noirs, avec globules métalliques, sont très importants dans la réaction caractéristique du mercure par le procédé des flammes.

B. — S'il y a du mercure et de l'arsenic mélangés, on voit immédiatement disparaître les taches rouges et jaunes d'iodure d'arsenic, ainsi que l'auréole carminée générale, à l'instant où les vapeurs de sulfhydrate d'ammoniaque les touchent; par contre, les taches rouges et jaunes dues à l'iodure de mercure, se foncent, noircissent, et l'on voit çà et là, comme en *A*, de petits points noirs avec globule métallique au milieu de la tache.

C. — Dans le cas où le mercure est à l'état de traces, et où l'arsenic domine, le procédé est encore sensible, mais il faut en avoir une grande habitude.

En séparant dans l'analyse des eaux minérales, les métaux du 5e groupe de ceux du 6e, on peut, grâce à ce procédé des flammes, constater directement sur les sulfures réunis du 5e groupe, la présence du mercure avec la plus grande facilité. C'est ce qui arrive avec l'eau de la source de Saint-Nectaire. C'est pour cela que je maintiens et que j'affirme encore la présence du mercure dans l'eau de cette source.

Le procédé que je viens d'indiquer, et dont les bases ont été posées par l'illustre Bunsen, est tellement sensible que, dans un cas d'empoisonnement, dans lequel il s'agissait de dire immédiatement, au parquet de Toulouse, (si la chose était possible), quel pouvait être le poison employé, j'obtins le résultat suivant (1879).

Une parcelle pesant à peine quelques décigrammes, des substances contenues dans l'estomac de la femme empoisonnée, fut desséchée à l'étuve et examinée directement sans autre préparation, par le procédé des flammes. J'affirmai sans hésiter, après avoir obtenu les réactions décrites, que le poison était du mercure. Il avait fallu un heure de temps pour obtenir ce résultat. L'analyse complète confirma ma première affirmation.

Dr F. GARRIGOU.

1er février 1880.

D

LETTRE DU Dr GARRIGOU A M. VERSEPUY-MANDON

Toulouse, le 25 décembre 1876.

Monsieur,

Les résultats de l'analyse, obtenus jusqu'à ce jour, sont on ne peut plus curieux; j'ai besoin que vous me donniez la certitude que, pendant l'évaporation, personne n'a tripoté dans l'eau qui était sur le feu, que personne n'y a rien laissé tomber, et qu'on ne l'a touchée avec aucun métal.

Recevez, monsieur, etc.

Dr Garrigou.

E

LETTRE DU Dr GARRIGOU A M. VERSEPUY-MANDON

Toulouse, le 19 février 1877.

Monsieur,

L'analyse de la source du Rocher est finie. Mais il m'est impossible de vous en donner encore les résultats....

Je veux mettre les chimistes à mesure de vérifier ces résultats, et voici ce que je crois devoir faire :

Il faudrait acheter une série de bombonnes *neuves*, de manière à pouvoir enfermer mille litres d'eau. Cette eau devra être puisée dans les mêmes conditions que celle qui a été évaporée.

Cette opération devra se faire en présence de M. le D^r...., et en présence du maire de Saint-Nectaire. Le bouchage devra également se faire devant 'eux, et, de plus, chaque bouteille et bonbonne devra porter sur le goudron du bouchon un cachet accepté par le maire et le D^r...

Cela fait, il faudra m'envoyer cinq cents litres d'eau dans les bonbonnes, et tenir le reste à la disposition du Comité d'Hygiène, pour refaire une analyse.

. . . .

Je veux demander ce concours au corps savant que l'on considère, en France, comme le plus compétent en fait d'eaux minérales, le Comité consultatif d'Hygiène, afin de donner à mon analyse le poids qu'elle doit avoir.

. . . .

J'ai conservé les substances retirées de notre eau, et je décrirai les procédés employés, pour faciliter la besogne à ceux qui voudront consciencieusement vérifier les faits.

Tout à vous,

Dr F. Garrigou.

F

LETTRE AU D^r....., A SAINT-NECTAIRE

Toulouse, le 4 mars 1877.

Mon cher confrère,

L'analyse de la source du Rocher est terminée ; elle présente un intérêt sans pareil....

Je réclame à M. Versepuy-Mandon, auquel je n'ai pas nommé les métaux contenus dans son eau, une nouvelle analyse vérificative que je désire faire, en concurrence avec les chimistes du Comité d'Hygiène.

Il faudrait qu'il m'envoyât de quoi faire une nouvelle analyse sur 1 mètre cube d'eau. Je retirerai le mercure *en nature*, et je communiquerai mon analyse à l'Institut et à l'Académie de médecine, en faisant voir le mercure retiré.

Recevez, etc.

Dr F. GARRIGOU.

G

A M. VERSEPUY-MANDON

Toulouse, le 7 mars 1878.

Monsieur,

J'ai reçu votre lettre du 5 mars et en même temps une lettre de Paris dans laquelle on me dit que le laboratoire du ministère du Commerce n'est pas encore fait. Par conséquent, il est impossible d'avoir là la vérification que je demandais. Mais vous vous mettez par votre lettre dans les meilleures conditions pour avoir une contre-expertise.

Faites remplir 20 bonbonnes en présence du maire, et faites-les cacheter par lui.

Vous m'enverrez dix bonbonnes, et vous garderez précieusement les autres.....

Recevez, etc.,

Dr F. GARRIGOU.

H

A M. LE SECRÉTAIRE PERPÉTUEL DE L'ACADÉMIE DE MÉDECINE

Toulouse, le 18 avril 1880.

Monsieur le Secrétaire perpétuel,

J'ai répondu depuis quinze jours à la lettre que vous m'avez fait l'honneur de m'écrire pour m'annoncer que l'Académie me mandait à Paris, afin d'y répéter mes expériences sur le mercure de Saint-Nectaire. Il y a huit jours encore, n'écoutant que la voix du devoir et de l'honneur et faisant taire mes sentiments filiaux, je vous écrivais que ma mère était à peu près remise des suites de l'opération qu'elle avait subie, et que j'étais prêt à tenir mes engagements vis-à-vis de l'Académie. J'avais espéré que mes procédés corrects et respectueux envers la docte assemblée et envers l'académicien avec lequel je suis en lutte scientifique auraient entraîné de la part de ce dernier l'acceptation immédiate de mes conditions loyales d'expertises.

Voilà huit jours que ma dernière lettre est partie, et je n'ai pas de réponse. J'ai tout lieu d'être étonné d'un silence aussi prolongé.

Je prie donc l'Académie de vouloir bien fixer la date exacte du jour où elle voudra que M. Lefort et moi nous nous mettions à l'œuvre, d'après les conditions formulées dans la première lettre que j'ai eu l'honneur de vous écrire.

Veuillez, agréer, Monsieur le Secrétaire perpétuel, l'expression de mon respect,

Dr F. GARRIGOU.

I

Toulouse, le 28 avril 1880.

Monsieur le Secrétaire perpétuel,

La Commission des Eaux minérales refuse donc, d'après la lettre que vous me faites l'honneur de m'écrire, l'expertise si utile et si loyale que j'avais proposée pour éclaircir l'affaire du mercure de Saint-Nectaire. Une semblable solution, qui serait admissible chez des contradicteurs se sentant battus, et ne voulant pas encourir le déboire d'une défaite publique, ne peut que me paraître extraordinaire venant d'une Commission officielle et académique.

Cette Commission m'appelle pour me demander de produire les preuves expérimentales d'une série de découvertes intéressant l'hydrologie et contredisant les analyses d'un de ses membres. J'accepte, et les conditions d'équité que je réclame dans l'expertise, sont, vous me le dites au nom de la Commission, une cause de refus.

Je regrette, comme vous, Monsieur le Secrétaire perpétuel, une décision aussi grave.

En m'inclinant devant la volonté de l'Académie de médecine, que représente la Commission et en maintenant l'exactitude de mes découvertes, je n'en continuerai pas moins, dans mon laboratoire, la série de mes travaux d'hydrologie.

Si même après réflexion et avant la publication de leur nouvelle analyse de Saint-Nectaire, les membres de la Commission désirent voir comment se fait, dans un laboratoire outillé dans ce but, une analyse d'eau complète et correcte, du genre de celles de Bunsen et de Frezenius, je serai heureux de le leur montrer. Cela sera aussi utile pour la science, et moins coûteux pour mes contradicteurs, que l'expertise dont leur loyauté m'avait fait espérer l'acceptation.

Veuillez, Monsieur le Secrétaire perpétuel, agréer l'expression de mon respect.

Dr F. GARRIGOU.

J

Paris, le 17 mai 1880.

Monsieur le Président de l'Académie de médecine.

Je viens de lire le rapport présenté à l'Académie dans la séance du 4 mai, et relatif à la question du mercure de Saint-Nectaire. Ce rapport contient de nombreuses erreurs et des inexactitudes. Permettez-moi de vous signaler la plus importante et d'en demander la rectification.

Le rapporteur affirme, au nom de la commission des eaux minérales, que j'ai refusé de me rendre au laboratoire de l'Académie pour y répéter une expérience démontrant la présence du mercure dans les dépôts ocreux de Saint-Nectaire. J'affirme, de la façon la plus formelle, que j'ai accepté une expertise équitable, démontrant d'une façon certaine la présence du mercure et des autres métaux dans l'eau de Saint-Nectaire, source du Rocher. Je n'aurais pu reculer, car je sais que je dis vrai.

La commission des eaux minérales m'a fait écrire par M. le Secrétaire perpétuel, le 17 avril 1880, qu'elle me refusait l'expertise « dans les conditions auxquelles je la subordonnais. »

Persuadé, Monsieur le Président, que les sentiments d'équité qui vous animent ne peuvent qu'être favorables à la juste demande que j'ai l'honneur de vous adresser, je vous prie d'agréer l'expression de mon profond respect.

Dr F. GARRIGOU.

K

Bains du Mont-Cornadore, le 31 août 1874.

Monsieur le docteur Garrigou.

Propriétaire de l'établissement thermal du Mont-Cornadore à Saint-Nectaire-le-Haut, je viens, sous les auspices du Dr Verrières, d'Issoire, vous demander, si vous ne pourriez vous charger de quelques analyses d'eaux que j'ai découvertes en faisant des fouilles pour l'agrandissement de mon hôtel et des bains. J'ai trouvé une source donnant 105 litres à la minute, et à 42°. — plus deux buvettes, l'une donnant 30 litres à la minute à 22°, l'autre 25 litres à 18°. Ce sont ces trois sources que je voudrais vous faire analyser.

Si vos occupations en ce moment, ne sont pas trop grandes, veuillez, je vous prie, me répondre pour la quantité d'eau à vous envoyer, dans quels vases de métal ou de bois il faut les renfermer.

Je serais très heureux que ces expériences soient faites pour la fin de cette année, afin que je puisse annoncer à temps mes nouvelles sources dans les journaux s'occupant de questions médicales.

Recevez, Monsieur, etc.

VERSEPUY-MANDON.

L

Bains du Mont-Cornadore, le 23 septembre 1874.

Monsieur Garrigou,

Nous avons décidé que nous ne ferions pas faire cette année les analyses de nos nouvelles sources. Nous préférons attendre pour faire faire le travail le plus complet possible, etc.

Recevez, Monsieur, avec mes remerciements, les regrets que j'éprouve de vous avoir dérangé pour rien.

VERSEPUY-MANDON.

M

Bains du Mont-Cornadore, le 4 février 1875.

Monsieur le docteur,

Je vous dois toute la vérité sur l'analyse de mes eaux. J'ai dû, dans cette occasion (et quoique presque engagé vis-à-vis de vous), subir l'influence de mon architecte de Paris, ami intime de M. Lefort. C'est donc ce dernier qui fait le travail que je vous réservais. Deux sources sur quatre seront analysées et, alors, dans une année, dégagé de toute pression, je m'adresserai au chimiste qui me conviendra le mieux.

Recevez, Monsieur le docteur, etc.

VERSEPUY-MANDON.

N

TROIS LETTRES DE M. VERSEPUY-MANDON, DE SAINT-NECTAIRE, A M. LE Dr GARRIGOU.

9 avril 1877.

Je vous envoie une lettre de M. Lefort, à vous de l'apprécier et de vous tenir sur vos gardes. J'en ai une du Dr Dumas Aubergier, envoyée de Paris, et contenant à peu près les mêmes termes. (*Voir* page 15, ligne 28.)

5 décembre 1877.

J'espère que l'analyse de l'École de Médecine, viendra confirmer la vôtre qui, jusqu'à présent, est taxée d'exagération, et d'autre chose que je ne puis dire à vous-même.

11 mars 1878.

M. Lefort m'a transmis le travail de l'École des Mines, où l'on n'a pas également trouvé du mercure dans la source du Rocher. Il ne dit pas que c'est moi qui en ai mis, si vous en avez trouvé ; il dit autre chose.

VERSEPUY-MANDON.

O

LETTRE DE M. VERSEPUY-MANDON A M...

Saint-Nectaire, 24 mai 1879.

M. Surun, pharmacien (1), m'a demandé de l'eau du Rocher (pour M. Lefort). Croyant que cette eau était pour un malade, j'ai envoyé de l'eau du Parc. En voici la raison : vous savez que le Parc jaillit en fontaine, tandis que le Rocher n'a pas encore de tuyau autre que celui communiquant aux bains. Voulant envoyer de l'eau limpide, je n'ai pas voulu puiser à même les bouteilles dans le réservoir, ce qui trouble l'eau à la première immersion.

Voilà pourquoi MM. Wilm et Lefort ont cherché le mercure dans la source *du Parc*, au lieu de la source du Rocher.

J'en ai prévenu M. Lefort. Si l'on n'avait pas agi par ruse, ces messieurs auraient eu la vraie source qu'ils voulaient analyser.

VERSEPUY-MANDON.

(1) Successeur de M. Lefort, vin de Séguin, rue St-Honoré, 378.

3223. — Paris. Imp. Félix MALTESTE et Cº, 22, rue des Deux-Portes-Saint-Sauveur.